MALADIES

ÉPIDÉMIQUES.

OPINION

De M. Latour-Marliac,

SUR LES CAUSES

qui produisent

LES MALADIES

Epidémiques.

PRIX : 2 FRANCS.

RENNES.

TYPOGRAPHIE DE A. MARTEVILLE.

En publiant ce mémoire, je n'ai pas eu la prétention d'acquérir de la célébrité : je réclame donc l'indulgence du lecteur.

Cherchant d'une part à être utile à la société, j'ai été guidé aussi par le désir d'offrir à un des braves de la vieille armée le produit de cet opuscule. Ce brave est le chevalier Bessan. *Une longue maladie, suite de nombreuses blessures qu'il a reçues en contribuant à rehausser notre gloire nationale, le force à tendre le casque du guerrier à la générosité publique.*

Après avoir arrosé de son sang les champs où la victoire couronna si souvent la valeur française, enthousiasmé de la sainte cause des Grecs, Bessan quitte sa patrie pour se ranger sous la bannière des Léonidas, et revoir cette terre où il avait déjà combattu à côté du colonel Fabvier. Soldat de l'Empire, lui qui avait suivi Napoléon dans ses courses triomphales, pouvait-il résister à la sympathie générale qui se manifestait en faveur des Hellènes, lorsque tant de braves de toutes les nations accouraient au rendez-vous où l'honneur les appelait?

Sur cette terre antique, berceau des sciences et des arts, on l'y voit combattre et affronter les dangers pour soustraire à la fureur musulmane des femmes, des enfans et des vieillards à qui l'on fait un crime de soupirer pour la liberté.

Chargé de diriger une partie de l'artillerie de Missolonghi, il foudroie les soldats d'Ibrahim, et refuse l'or qui lui est offert pour prix d'une trahison. Ce n'est qu'après le glorieux combat de Navarin qu'il songe à revoir le sol natal.

Arrivé à Paris, où il espère publier un Mémoire de la campagne de Morée, ainsi que le plan de la ville d'Athènes qu'il a levé sur les lieux, le canon gronde de nouveau, et le drapeau auquel il a toujours été fidèle lui apparaît surmonté de sa brillante auréole. Aussitôt Bessan se range sous sa bannière, non pour moissonner des lauriers et disputer à des hordes étrangères les tombeaux de nos pères, mais pour affermir la liberté et épargner l'effusion du sang français. Dans ces journées de deuil, il se fait remarquer par sa bravoure et sa générosité. Après avoir contribué à l'organisation de la milice citoyenne, aussi modeste que désintéressé, il se soustrait aux récompenses nationales, n'emportant dans les lieux qu'il s'est choisi pour retraite, qu'une santé délabrée et des souvenirs de gloire.

OPINION

DE M. LATOUR-MARLIAC

SUR LES CAUSES

QUI PRODUISENT

Les Maladies Épidémiques.

Nous ne pouvons douter que les maladies pestilentielles qui ont parcouru le globe à diverses époques, ne soient d'une origine et d'une nature semblables à celles que nous voyons de nos jours se renouveler aux environs des lieux bas et malsains ; que ces maladies, qui atteignent les arbres et les plantes, et que nous désignons sous les dénominations de rouille, de charbon et de brouillard, ne soient produites, comme les premières, par l'effet d'une quantité prodigieuse d'insectes, qui prennent naissance dans la décomposition des plantes et des animaux en putréfaction.

Envisageant les effluves et les miasmes comme un assemblage d'insectes aériens, je vais tâcher, en les définissant, de les distinguer, pour ne pas confondre ces deux mots dans leurs acceptions, qui sont à peu près synonymes. Je dirai donc que les insectes produits par les plantes en putréfaction sont des effluves, et ceux produits par les animaux, des miasmes. Les premiers prenant naissance dans la décomposition des plantes, et s'y substantiant, seront considérés par moi comme des herbivores, et les seconds comme des carnivores.

Si nous voyons des plantes et des arbres atteints de ces maladies, qui en peu de jours rendent leurs feuilles boursoufflées, racornies et desséchées, comme si c'était par l'action du feu, et les en dépouillent même pour ne leur laisser que des fruits qui n'arrivent à leur maturité que difformes et acerbes; si nous ne pouvons les manger sans éprouver de fortes coliques, nous ne devons attribuer ces effets qu'à une quantité innombrable d'insectes qui, par la suppression des sucs qu'ils absorbent, les réduisent dans cet état.

Ces phénomènes n'ont ordinairement lieu qu'au printemps, après des journées de pluie peu abondante, suivies de fortes chaleurs qui favorisent le développement des insectes et nous permettent de les observer quelques jours après sous le revers des feuilles, et quelquefois même dans le boursoufflement qu'ils y ont produit. Ce n'est qu'à l'aide d'un microscope que l'on peut voir ceux appelés mineurs : on les aperçoit sous le parenchyme des feuilles.

Je pourrais citer, à l'appui de mes assertions, une infinité d'insectes qui prennent naissance les uns dans la décomposition des végétaux et des animaux morts ; d'autres dans le cœur des plantes, dans le corps des animaux vivans, et même dans celui de l'homme : mais je me borne aux suivans, qui peuvent être observés par tout le monde, et qui me sont plus particulièrement connus.

A ceux que je viens d'indiquer, je vais joindre l'éphémère.

Cette mouche, dont on distingue une très-grande quantité d'espèces qui toutes sont d'une fécondité rare, pond en peu d'instans jusqu'à sept et huit cents œufs. Les habitans du bord des rivières sont plus à portée de les remarquer que tous autres, puisqu'elles y prennent naissance et s'y développent sous la forme de petits vers, jusqu'à ce que, quittant leur berceau, elles se changent en insectes ailés, pour apparaître et s'élancer dans l'air.

L'éphémère ne vit que quelques heures, pendant lesquelles elle satisfait aux lois de la nature et semble pressée du besoin de rentrer dans son tombeau, sur les bords duquel elle joue et folâtre.

Les éphémères sont en si grande abondance dans certaines années, qu'après avoir quitté la vie, elles tombent comme des flocons de neige. Les pêcheurs les regardent comme une espèce de manne qui sert de nourriture aux poissons; aussi pendant ce temps ils ne s'occupent pas de la pêche à l'hameçon, étant bien assurés qu'ils n'y mordraient point, tant ils trouvent de quoi se rassasier.

J'ai cité l'éphémère pour donner une idée de la fécondité de quelques insectes.

L'æstre est une autre mouche que nous voyons en été se glisser sous la queue du cheval, de l'âne et autres quadrupèdes; elle s'introduit dans l'anus, y dépose ses œufs, et lorsqu'ils y ont acquis assez de développement, ils s'en détachent alors avec les excrémens, qui deviennent leur retraite pendant qu'ils subissent les métamorphoses qui les amènent à l'état de mouches.

Il en est aussi qui déposent leurs œufs dans le naseau, d'autres dans la gorge des ruminans, principalement dans celle du mouton. Une fois éclos sous la forme de petits vers, ils provoquent une inflammation, à la suite de laquelle surviennent des matières dont l'animal se débarrasse en éternuant, et, par ce moyen, chasse l'insecte parasite qui trouve dans cette substance dont il est enveloppé, de quoi se nourrir, jusqu'à ce qu'il ait assez de force pour se procurer d'autres moyens d'existence. On ne voit pas que les chevaux soient incommodés par ces vers déposés dans leurs intestins, à moins que la quantité en soit excessive, comme il arriva en 1713, dans le Véronais et le Mantouan, où ils causèrent une maladie épidémique qui en fit périr une grande quantité.

Aux mouches dont je viens de parler, je pourrais joindre la mouche ordinaire ou stomoxe et le taon : la première, que nous voyons s'acharner en été après les bœufs qu'elle met en fureur, prend naissance dans des boules que nous remarquons sur les chênes ; et la seconde dans les boutures du chiendent. Cette dernière, qui est de la grosseur des abeilles, est moins commune, mais non moins redoutable à ses ennemis, qui à son approche s'agitent et cherchent en vain à l'éviter; après s'être fixée sur une partie de leur corps où elle puisse être à l'abri des atteintes de leur queue et de leurs pieds, elle ne lâche prise qu'après s'être gorgée de sang. L'une et l'autre de ces mouches, que l'on peut découvrir au printemps en brisant l'enveloppe qui leur a servi d'aliment et d'abri pendant l'hiver, et dans laquelle leur métamorphose a lieu, sont de la famille des selcrostomes. Il me serait facile de donner sur elles beaucoup de détails, les ayant observées avec soin; mais je suis arrêté par la crainte d'abuser de la patience de mes lecteurs.

Avant de parler des insectes qui naissent et vivent dans le corps de l'homme, je dirai deux mots du cerf-volant ou escarbot (le plus grand coleoptère de France), qui, sous la forme d'un gros ver, ronge le cœur du chêne, et nous apparaît armé de cornes semblables au bois du majestueux habitant des forêts. Il vit, comme les autres scarabées, de la feuille de l'arbre dans lequel il est né.

Pour ne pas trop m'éloigner de mon sujet, je passe aux insectes qui, tels que les chiques et les tiques, se tiennent cachés dans la poussière, où ils restent presque imperceptibles, jusqu'à ce qu'ils trouvent l'occasion de s'introduire sous la peau, et y acquièrent une certaine grosseur.

Les habitans du Brésil et de Saint-Domingue, qui vont nu-pieds, ont soin de se frotter avec une huile qu'ils composent et qui les éloigne. Quand la chique a pénétré sous la peau, elle y acquiert en peu de temps la grosseur d'un grain de blé; on ne peut l'extraire qu'en incisant la partie du corps où elle se place, et il y reste toujours un vide proportionné au volume de l'insecte, qui se cicatrise assez difficilement et produit des douleurs très-vives. Les personnes d'un tempérament lymphatique en sont beaucoup plus incommodées. On a vu des nègres en avoir un si grand nombre aux pieds, que la gangrène finissait par s'y mettre. On se sert du jus de citron mêlé de piment, pour frotter la partie d'où l'on a extrait la chique; ce remède prévient les accidens qui peuvent survenir, détruit les insectes qui pourraient y rester, et éloigne ceux qui seraient tentés de s'y introduire. Je pourrais désigner parmi ceux qui vivent dans nos organes, le ver solitaire, le ver de Guinée et le ver ordinaire, qui fatigue si fort les enfans; mais je m'abstiens d'en parler, ainsi que du hideux parasite que la malpropreté entretient et laisse séjourner sur nos corps, après y avoir acquis des droits par la prescription et s'y être multiplié, conformément à son extrême fécondité. Placé sur le sommet de nos têtes, il semble nous dire avec orgueil : Tu te vantes, toi, de régner sur la nature! eh bien! moi, je règne sur toi et te dégrade à ses yeux!

Long-temps on a ignoré le principe de la gale et tiré beaucoup de conjectures sur cette maladie, que l'on attribuait à mille causes différentes. Il est cependant bien reconnu qu'elle est due à l'effet que produisent une infinité d'insectes qui, par leur facilité à se multiplier en très-peu de temps, deviennent si nombreux qu'ils nous causent, par le déchirement des parties en butte à leurs atteintes, des démangeaisons insupportables.

J'ai cité la gale, parce qu'elle vient à l'appui de mon opinion.

Notre tissu cellulaire contient une infinité d'insectes microscopiques, que la nature doit y avoir placés tout exprès pour faciliter le dégorgement des pores et en détourner les corps étrangers qui viendraient les obstruer. Chacun d'eux, occupé aux fonctions qui lui sont dévolues, y trouve des cellules et des moyens de subsistance propres à son genre de vie; ils s'y livrent des combats pour s'en disputer la propriété, et retracer en petit le tableau des grands mouvemens qui s'opèrent sur le globe.

Pourquoi ce qui a quelque rapport aux plantes ne serait-il pas applicable à l'homme, aux insectes et aux animaux? La nature ne pourrait-elle pas avoir destiné notre corps à servir de retraite et d'aliment même à telle ou telle espèce, et ne se pourrait-il pas aussi que ces insectes, après avoir acquis plus de multiplicité, suivant que la température ou les organes de l'individu auraient concouru à favoriser leur développement, se trouvassent en assez grand nombre pour déterminer la mort?

Pour prouver combien nous ignorons les effets produits par les insectes, je vais rapporter une observation que j'ai faite en 1830; elle ne me semble pas déplacée ici, puisqu'elle confirme en partie ma manière de voir, et peut être très-utile aux propriétaires.

A cette époque, je n'avais pas encore éprouvé des revers de fortune qui m'ont forcé de vendre une campagne que je m'étais plu à embellir pendant quinze années, et qui faisait mes délices. J'apportais plus particulièrement mes soins à une magnifique plantation de pruniers, qui passait pour une des plus belles de la contrée, et produisait des fruits remarquables par leur grosseur et leur beauté.

Comme tous les propriétaires, je comptais mes revenus avant de les avoir réalisés ; aussi j'étais souvent obligé de réduire mes prétentions.

Depuis long-temps je remarquais qu'arrivées au moment de leur maturité, mes prunes tombaient ; attribuant leur chute, comme mes voisins, à l'effet du brouillard, je me résignais et en subissais les conséquences. Mais un jour entre autres, ayant vu sous mes arbres une quantité prodigieuse de fruits qui tous avaient la queue coupée plus ou moins courte, et qui étaient fraîchement abattus, je ne pus m'empêcher d'accuser les enfans d'être les auteurs de ce dégât. Ne voyant aucune trace de leurs pieds sous les arbres, et n'apercevant sur le fruit, qui conservait toute sa fraîcheur, qu'une ou deux piqûres semblables à celles que ferait une épingle, je changeai d'opinion, et portai mes soupçons sur les hannetons. Profitant d'un beau clair de lune, dès le soir même, je m'embusquai sur un arbre pour vérifier le fait. Plusieurs heures s'écoulèrent sans que ce scarabée vînt bourdonner à mes oreilles; lassé d'attendre, je me retirai. Le lendemain, à peine le jour commençait à paraître, que, tout occupé de l'idée que les chenilles pourraient aussi en être la cause, je grimpai sur le premier arbre qui se présenta, en examinai toutes les branches, et, n'ayant rien découvert, je ne savais à quoi m'en tenir, et commençais à revenir à l'opinion générale, lorsque, poussant mes recherches sur un autre arbre, j'aperçus en y montant un insecte de la grosseur d'un grain de blé, de forme ovale, d'une couleur rouge grenat, armé d'une trompe de la longueur des deux tiers de son corps; ses deux pattes de derrière étaient beaucoup plus longues que les quatre autres de devant; elles étaient, ainsi que la trompe, d'une couleur rembrunie et luisante.

La secousse que je lui fis éprouver en montant le dérangea sans doute, car il restait immobile et la tête levée, comme s'il eût voulu observer mes mouvemens; dans la crainte qu'il ne s'envolât, je ne bougeai point; n'ayant jamais vu d'insecte pareil, je présumai qu'il pourrait bien être celui qui traitait si mal mes fruits. Un sentiment de joie s'empara de moi; j'allais jouir du plaisir de me venger et lui faire expier ses torts; mais il fallait des preuves. Je ne restai pas long-temps dans l'incertitude; car, recommençant de plus belle, il plongea sa trompe dans le fruit, la retira, en approcha sa partie postérieure, puis, se plaçant sur la queue de la prune, il l'incisa à plusieurs reprises et la fit tomber. A peine avait-il terminé cette opération, que, se transportant sur une autre, il en fit autant, et continua jusqu'à ce que je le saisisse. Le nombre des prunes qu'il avait attaquées, et dont quelques-unes étaient restées attachées à l'arbre par un filament très-mince, fut de trente-trois dans l'espace d'une heure que j'eus la patience de l'observer.

Enchanté de ma découverte, et espérant en retirer un grand avantage, je projetais de n'en faire part à qui que ce fût; mais un sentiment plus généreux remplaça celui que l'égoïsme me suggérait; je me décidai à la communiquer aux personnes de ma connaissance; plusieurs en rirent, d'autres y crurent, vérifièrent le fait, et le mirent à profit.

Un jour que j'étais à la campagne, M. le baron de Lacaze Duthier et son fils aîné vinrent m'y trouver; ce dernier portait dans un verre à liqueur un insecte de la même forme et grosseur que celui que je viens d'indiquer; il avait la trompe deux fois longue comme le corps, le corselet rembruni, les étuis des ailes cendrés, la trompe, ainsi que les pattes, couleur marron.

M. de Lacaze fils me raconta que, passant dans son bois, il avait pris un gland par distraction sur un jeune chêne, comme il nous arrive de prendre une feuille; qu'ayant senti remuer quelque chose dans sa main, il y avait regardé et avait aperçu ce petit insecte retirant sa trompe de l'intérieur du gland.

La découverte que je venais de faire, jointe à celle de mon voisin, me porta à rechercher si les effets produits sur nos vignes, dont j'apercevais de jeunes grappes à terre de temps en temps, ne devaient pas être attribués à la même espèce d'insectes. Parfois je voyais des feuilles flétries et roulées; mais j'ignorais quelle en était la raison, lorsque, passant près d'une de ces plantes, j'aperçus un insecte qui ne différait de celui qui faisait la guerre à mes prunes que par sa trompe, qui était moins longue et plus grosse, sa couleur d'un vert luisant. L'ayant suivi de l'œil pendant qu'il se promenait sur un cep de vigne, je le vis s'arrêter sur la queue d'une feuille, l'inciser avec sa trompe. Aussitôt qu'elle fut fanée par l'ardeur du soleil, il la roula, fixa le rouleau, le perça, y déposa un œuf, et, la retournant dans un autre sens inverse, il en fit autant dans ses nouveaux replis, et continua ainsi sur plusieurs autres.

J'avais souvent remarqué les jeunes tiges de mes pépinières abattues au moment de leur plus forte croissance, sans pouvoir m'en expliquer la cause. Depuis j'ai été à même de m'assurer qu'elle n'était due qu'à un charanson très-petit et d'une couleur noir de jais, qui les incisait avant le lever et après le coucher du soleil : je l'ai également pris en flagrant délit.

Puisque j'ai fait connaître l'ennemi de nos prunes, je crois devoir indiquer les moyens que j'employai pour le détruire. Sa couleur rouge contrastant avec le beau vert de la feuille et du fruit sur lequel il se tient habituellement, il était facile de l'apercevoir.

Cet insecte est très-fin, et se tient presque toujours aux aguets, sur-tout lorsqu'il perce le fruit : la crainte d'être attaqué à l'improviste peut bien lui suggérer cette précaution. Pour peu qu'on l'approche, il se laisse tomber et fait le mort; si la chute est très-forte, et qu'il ait le temps de développer ses ailes, il s'envole et disparaît. Pour éviter cet inconvénient, j'avais eu la précaution de mettre un entonnoir au bout d'un roseau, et aussitôt que j'apercevais le charançon, il me suffisait de le lui présenter, il s'y laissait tomber. Cette opération était fructueuse le matin, sur-tout quand le temps était couvert et sombre; pour peu que le soleil fût un peu ardent, l'insecte ne se laissait pas approcher et s'envolait, au lieu de se précipiter dans le piége que je lui présentais. Rarement il quittait l'arbre autour duquel il rôdait avec la vitesse d'une mouche, et finissait par se poser sur une feuille, à l'extrémité des branches, où il était impossible de l'aborder. On n'en voit jamais plus de deux ou trois sur le même arbre, si ce n'est au moment de l'accouplement; alors les mâles, au nombre de cinq et six, s'agitent et se battent pour se disputer les faveurs de la femelle.

J'ai trouvé des insectes de cette espèce sur des pommiers, occupés à en percer les fruits ; mais c'était dans la saison où il n'y a plus de prunes : la nécessité les obligeait sans doute de se servir de ceux-là faute d'autres; car je serais porté à croire que l'espèce qui attaque la pomme est la même que celle qui pique les poires : celle-ci est plus grosse, couleur gris de fer, et a la trompe beaucoup plus courte.

J'ai placé à plusieurs reprises des prunes

piquées par le charançon sur de la terre que j'avais mise dans des vases, avec la précaution de les exposer au grand air. Ces fruits commençaient à se gâter le premier jour, et finissaient par devenir cornés au bout de deux ou trois. L'œuf ne tardait pas à éclore sous la forme d'un petit ver qui, après s'être nourri de la chair du fruit, y acquérait une longueur de trois lignes, puis en sortait pour s'enfoncer dans la terre.

J'ai répété la même expérience pour celui du gland et de la vigne; ils suivaient la marche du premier. Je ne saurais trop recommander aux propriétaires d'exercer leur surveillance à l'égard du charançon, qui peut, en quelques jours, détruire des récoltes de fruits, les pépinières, et surtout les vinières où ils y font de grands dégâts.

La nature renferme dans son sein des trésors que notre présomption et notre amour-propre y laissent cachés. Car si nous examinions bien la conformation des animaux, nous verrions dans leurs organes des modèles de perfection que nous retrouvons dans le produit de leur industrie. Il a donc fallu, pour façonner ces produits, des ustensiles propres à leur fabrication. Pourquoi, lorsque nous voulons les imiter, ne nous servons-nous pas d'outils faits sur le même modèle que les leurs ? Il n'est pas de corps d'état qui, en rapprochant le travail de l'animal qui a le plus de rapport au sien, ne retrouve, dans la conformation des organes qui lui ont servi à le façonner, un modèle pour la forme qu'il doit donner aux outils qu'il emploie dans sa profession. En usant de ce moyen, nous obtiendrions des résultats que le temps seul et le hasard nous procurent, et qui n'atteignent qu'imparfaitement le but que nous nous proposons.

Si l'habile docteur *Gall* est parvenu à reconnaître, par l'examen des protubérances de la tête de l'homme, les diverses passions qui le caractérisent, c'est en comparant sa conformation avec celle des divers animaux dont l'instinct naturel qui les distingue a le plus de rapports avec ses penchans.

Les animaux ayant été pourvus par la nature des moyens nécessaires pour façonner les produits de leur industrie, pourquoi ne les aurait-elle pas doués de cet instinct qui les porterait à aller puiser, dans le suc des plantes, ces poisons subtils dont ils feraient usage à l'exemple des sauvages pour rendre leurs armes plus meurtrières, et leur donneraient la faculté de se défendre et d'attaquer des espèces beaucoup plus grosses et plus fortes que les leurs, qui, une fois vaincues, deviendraient leur proie?

C'est dans les climats très-chauds que se trouvent les plantes les plus vénéneuses; c'est là aussi que la piqûre des insectes et la morsure des reptiles, qui ne produisent chez nous qu'une douleur plus ou moins vive, de l'enflure et un peu de fièvre, occasione la mort.

Parmi les plantes vénéneuses dont les sauvages se servent pour empoisonner leurs flèches, je citerai le *boon-upas* et le *mancenillier*, dont le fruit, en forme de pomme d'api, brûle les entrailles. L'eau de pluie qui tombe sur cet arbre, et en lave les feuilles et l'écorce, produit sur la peau le même effet que l'huile bouillante. Les nègres qui essaient d'en fendre les plus petites branches ont les mains et le visage enflés et brûlés.

Pourquoi les insectes qui vivent sur des plantes et des arbres aussi dangereux, n'y puiseraient-ils pas des germes de destruction qu'ils transporteraient avec eux dans leurs courses vagabondes?

Nous connaissons des poisons si énergiques (l'acide prussique) que si on en laissait tomber une ou deux gouttes sur l'œil ou la langue du chien le plus robuste, ils suffiraient pour le tuer au même instant.

Puisque les animaux ont leurs sens, leurs organes, et le produit de leur travail marqué au coin de la perfection, pourquoi n'auraient-ils pas des moyens plus propres que les nôtres pour extraire des plantes, des minéraux et de la décomposition même des corps en putréfaction, des poisons dont ils feraient usage au besoin, et qui seraient beaucoup plus actifs que ceux dont nous nous servons?

La maladie appelée pustule charbonneuse, qui en peu d'heures fait périr le bœuf le plus robuste et en décompose la chair, ne pourrait-elle pas être attribuée à la piqûre des insectes de la famille des cirons qui auraient pris naissance dans la vase des marais? Car ce ne sont que les animaux qui habitent et se nourrissent dans ces lieux, qui sont plus particulièrement atteints de cette maladie lors de leur dessèchement.

Quels motifs donner pour expliquer les causes de cette maladie contagieuse, qui ne peut être combattue d'une manière victorieuse que par l'application subite des caustiques ou du fer rouge sur la partie gangrenée, si nous n'admettons qu'elle soit produite par des insectes infiniment plus dangereux que ceux de la gale, mais d'une nature semblable? Et comment se fait-il que les ouvriers tanneurs qui touchent le cuir des animaux morts du charbon, aient les parties du corps, qui sont imprégnées des matières propres à la fabrication des peaux, préservées de la contagion, tandis que les autres y restent exposées?

Les maladies épidémiques qui ont régné à diverses époques ont présenté des particularités bien extraordinaires.

Lors de la terrible peste noire de 1720, qui enleva à la ville de Marseille quarante mille habitans, le quartier appelé celui des tanneurs, et où effectivement se trouvaient les gens de cette profession, fut épargné. Les ouvriers occupés à la confection des cuirs en furent préservés, quoiqu'ils parcourussent les quartiers de la ville où la maladie sévissait avec le plus de force.

Si nous admettons que l'épidémie fut produite par l'empoisonnement de l'air, comment se pouvait-il que les ingrédiens qui étaient employés dans les tanneries fussent assez puissans pour le purifier, en dénaturer les effets, et conservassent la même faculté à la seule approche des ouvriers lorsqu'ils parcouraient les quartiers où l'épidémie se faisait sentir avec le plus d'intensité?

Si au lieu d'attribuer la maladie aux effets causés par des gaz, nous l'attribuons à des insectes, nous pourrions supposer qu'éloignés par l'odeur des cuirs en fabrication, ils l'étaient aussi par celle qu'exhalaient les vêtemens et le corps des ouvriers.

J'avais souvent cherché à m'expliquer les causes qui provoquent la maladie appelée la morve, sans pouvoir m'en rendre compte; ce n'est que depuis que j'ai eu l'idée de l'attribuer à des insectes, que je crois y être parvenu, et le raisonnement que je fais semble confirmer ma manière de voir à cet égard.

L'insecte qui produit la morve étant infiniment petit, doit être attiré dans le naseau du cheval par l'aspiration; n'y trouvant point d'obstacles, il y séjourne, s'y multiplie et s'y développe par l'effet de la chaleur; puis, par le déchirement des organes qu'il attaque, provoque une irritation de laquelle s'exudent des matières visqueuses qui, chassées par l'animal lorsqu'il éternue, entraînent les insectes qui vivent de la substance dans laquelle ils sont enveloppés.

Je ne crois pouvoir mieux expliquer le développement de la morve, qu'en la comparant, en partie, à l'effet que l'œstre produit chez le mouton; car il est vraisemblable que ces insectes, à quelques espèces qu'ils appartiennent, naissent de la même manière.

Si nous attribuons les effets de la maladie à un virus quelconque, comment se fait-il que le contact n'occasione pas les mêmes accidens sur toutes les parties du corps de l'animal indistinctement?

On pourrait m'objecter ceci : par la même raison que vous prétendez que ces insectes sont appelés dans les sinus frontaux par l'aspiration, d'où vient qu'ils ne le sont pas dans la bouche? Je répondrai qu'ils peuvent y être appelés, et qu'ils y passent même pour produire les effets qu'on remarque sur les poumons; mais que les glandes salivaires tenant toujours la bouche humectée, et la langue en balayant les parois, doivent nécessairement les empêcher d'y séjourner : ce qui n'a pas lieu dans les poumons et dans les sinus, où ils creusent des clapiers sans être inquiétés.

Quant à l'engorgement des glandes maxillaires qui a lieu dans cette maladie, il s'explique par la sympathie qui existe entre nos organes.

Pour détruire sur de jeunes veaux des poux dont ils étaient remplis en hiver, j'ai fait usage d'huile d'olive tiède, dans laquelle je mis quelque peu d'essence de térébenthine. Ce médicament surpassa mon attente : le lendemain ces insectes étaient corrodés et noircis. J'ai répété la même expérience sur de petits pauvres qui étaient infectés de vermine, et j'ai obtenu le même résultat.

Pourquoi cette préparation, qui est fort simple, injectée dans le naseau de l'animal morveux, n'aurait-elle pas la même propriété, si toutefois la maladie peut être attribuée à des insectes?

Les épidémies prennent ordinairement naissance dans les lieux bas et malsains, à la suite des grands froids et des fortes chaleurs; aussi voyons-nous, sur les bords des marais fangeux, une quantité innombrable de petits vers que la privation d'eau laisse se débattre entre la vie et la mort. Comme l'ordre de la nature est que la décomposition de nos corps concourt à la formation d'autres individus qui eux-mêmes sont un assemblage des détrutitions d'autres corps, les alimens qui servent à nous substantier et favorisent notre accroissement, ainsi que celui des animaux et des plantes en général, ne sont que le produit de la destruction d'une infinité d'êtres et de plantes qui tous concourent, d'une manière plus ou moins directe, à notre organisation. Il n'est pas une plante ni un animal qui ne soient le résultat de chacun des corps en particulier; pour s'en convaincre, il suffit de savoir que leur division peut aller à l'infini.

L'odeur qui s'exhale des corps morts n'est autre chose qu'une partie plus ou moins considérable de ce même corps. Maintenant, si nous calculons l'immensité de ces parties et leur subdivision, nous nous en ferons une idée, et resterons convaincus de cette vérité.

Ce que je viens de dire de la décomposition des corps est facile à concevoir, puisqu'ils se divisent en parties si petites, qu'elles disparaissent à la vue même aidée du microscope, et que notre odorat seul nous les indique.

Pour donner un exemple de leur subdivision, il suffit de savoir qu'un grain de musc placé dans un appartement répand encore, après dix années, une odeur insupportable.

Puisqu'il est reconnu que les corps se divisent en parties si petites, qu'elles disparaissent à notre vue et finissent par ne plus parvenir à notre odorat, pourquoi ces gaz, qui agissent si puissamment sur notre organisation sans être aperçus, ne seraient-ils pas des insectes? Car il n'en est pas un, de quelque espèce qu'il soit, qui n'en nourrisse de plus petits. Si nous admettons qu'il y en ait d'imperceptibles, ce qui ne peut être révoqué en doute, admettons donc aussi que leur petitesse peut aller en diminuant jusqu'à l'invisibilité.

Reconnaissons cet ordre merveilleux de la nature qui, par une loi commune, nous lie les uns aux autres, et nous appelle à former un des chaînons de cette admirable machine; puis, sous des formes nouvelles, nous fait paraître, disparaître, et nous confond dans la masse pour concourir à sa perfection.

La reproduction des plantes, comme celle des animaux, est un de ces phénomènes qui dépassent notre intelligence, et jettent le philosophe dans de vastes champs de conjectures.

Si Pythagore a cru à la transmigration de l'âme, il n'a dû y être porté que par les idées que je viens de développer, et il n'a pu s'expliquer son immortalité que par celle-ci.

Les plantes se fécondant par l'effet des poussières et se reproduisant par la gramination, les boutures et les drageons, transmettent par ce moyen leur principe de vie à d'autre sujets qui les font revivre en eux.

L'homme, comme la plante, suit la même loi ; par le rapprochement des parties sensuelles il transmet la vie à d'autres individus qui, comme lui, conservent les mêmes principes.

Il est donc bien démontré que le principe de vie est tiré de notre propre essence, et que par la décomposition de la partie matérielle de nos corps nous participons à son développement. Le principe de vie commence par l'œuvre de la copulation, et se développe par le sang menstruel qui se détourne au profit du nouvel être aussitôt que la mère a conçu ; il continue par l'allaitement, et plus tard par notre décomposition, qui d'une manière plus ou moins directe fournit à son existence.

J'abandonne ces idées pour revenir à mon opinion, et je demande pourquoi les vapeurs humides que nous voyons se condenser dans l'air ne seraient pas un amas d'insectes infiniment petits, sortis des marais où ils auraient pris naissance et puisé un germe mortel? Leur instinct ne les porterait-il pas à choisir tel ou tel individu de préférence à tel ou tel autre? Ne voyons-nous pas dans les épizooties des espèces en être atteintes, tandis que d'autres en sont préservées? Ces motifs m'amènent à dire que les maladies épidémiques ne peuvent être attribuées qu'à la présence d'insectes vénéneux dans notre corps, et à la multiplicité qu'ils y acquièrent, ou bien à un poison subtil qu'ils y déposent, ainsi que sur les plantes, les fruits et les boissons qui nous servent d'alimens.

Ce n'est que dans un état fixe de l'atmosphère que nous voyons les maladies épidémiques se développer, acquérir de l'intensité, et se répandre aux environs des lieux où elles ont pris naissance ; souvent même suivre la direction qui leur est donnée par les vents, s'arrêter au pied d'un coteau, à l'entrée d'une forêt, comme nous voyons les brouillards atteindre telle contrée suivant que les vents ont dirigé leur marche, et ne s'arrêter que dans des lieux où ils ont rencontré des obstacles qu'ils n'ont pu surmonter.

Certaines personnes pourront trouver étrange que j'attribue aux grands froids les mêmes effets qu'aux fortes chaleurs, pour le développement des miasmes pestilentiels; mais leur étonnement cessera lorsqu'elles auront observé que la congélation des marais et autres lieux malsains produit la destruction d'une infinité d'insectes qui, pendant la durée des froids, n'entrent point en putréfaction. Mais aussitôt qu'ils cessent, leurs corps se décomposent et servent à la formation d'un plus ou moins grand nombre, suivant qu'une température égale concourt à leur multiplicité : d'où il s'ensuit qu'après les grands froids et les fortes chaleurs, les maladies épidémiques règnent, à moins que des détonations produites par l'électricité n'épurent l'air, ou que des pluies abondantes ne les arrêtent.

Remarquons bien que dans les endroits où l'émanation est moins forte, et le foyer moins grand, il n'existe que des fièvres qui n'étendent pas leur influence au-delà des bornes ordinaires, et se fixent dans les lieux où elles ont pris naissance, tels que dans le voisinage des égouts, des canaux et autres localités infectes. Ces mêmes fièvres, dont je viens de parler, règnent une grande partie de l'année dans les landes des environs de Bordeaux, et font que la population de ces contrées ressemble à une race de pygmées, tant leur teint est blême, leur taille petite, leur corps maigre et décharné.

Avant qu'on se fût occupé de *l'assainissement* des nombreux marais qui existaient dans le Midi de la France, ces contrées étaient souvent exposées aux ravages épidémiques : Nîmes, si connue par le grand nombre et la beauté de ses antiquités, voyait se renouveler souvent, et même plusieurs fois dans le courant d'une année, des maladies qui décimaient sa population. Ce n'est que depuis qu'on a rebâti cette superbe fontaine qui fait l'admiration des voyageurs, qu'elles ont cessé d'y exercer leurs ravages.

Ces résultats démontrent la nécessité qu'il y aurait à creuser de larges fossés dans les plaines où les eaux séjournent.

Ces fossés partant du point le plus élevé, en suivant les inégalités du terrain, faciliteraient leur écoulement, et procureraient aux propriétaires des terrains adjacens la faculté d'y pratiquer des rigoles d'irrigation, qui fructifieraient et *assainiraient* la contrée.

En l'année 1812, une *ophtalmie* régna dans la petite ville de Granges (Lot-et-Garonne); les habitans lui donnèrent le nom de *coquette.* Je suis bien persuadé que pas une de nos belles n'ambitionnerait cette qualification, si elle devait l'acquérir à ce prix, et que celles qui possèdent cet art, à la grande satisfaction des maris, y renonceraient pour toujours.

Les personnes qui en étaient atteintes avaient le globe de l'œil rouge et gorgé de sang, de telle sorte que c'était hideux à voir. L'inflammation durait quinze et vingt jours, quelquefois plus, et laissait à l'œil une couleur jaune comme du safran. Dans les premiers momens de la maladie, la douleur était si vive, qu'on aurait cru avoir dans l'œil du sable brûlant. Il était rare qu'une seule personne en fût atteinte, sans que toutes celles de la même maison ne le fussent aussi à des intervalles peu éloignés.

Cette ophtalmie, qui présentait un caractère tout particulier, et suivait la même marche que le choléra pour le mode d'envahissement, doit, ainsi que ce dernier, dont j'aurai occasion de parler plus tard, être l'œuvre des insectes, qui, par le déchirement du globe de l'œil, occasionent des douleurs extrêmement aiguës et provoquent l'inflammation.

La régularité avec laquelle elle se propageait successivement d'un individu à un autre, à des intervalles de sept, huit, dix et quinze jours, s'explique, en admettant que ces intervalles étaient employés à leur reproduction ou à leur passage de la personne attaquée sur celle qui ne l'était pas. Si c'eût été le résultat de l'effet produit par un gaz, les lieux où l'air l'auraient dirigé auraient dû être envahis au même instant, et non à des intervalles aussi éloignés. D'ailleurs, comment se ferait-il qu'un gaz qui doit nécessairement se décomposer en produisant une action quelconque, dans cette circonstance acquerrait la propriété de s'accroître? S'il en était ainsi, les accidens qu'on leur attribue si gratuitement iraient toujours croissans, et finiraient par détruire l'espèce qui se trouverait soumise à leur influence.

Prétendre que les maladies épidémiques s'acclimatent, et les attribuer à des gaz, sont deux choses qui ne peuvent nullement s'accorder, car c'est dire qu'un gaz s'acclimate. Cette observation seule suffit pour renverser le système gazeux auquel on attribue certaines maladies.

Je dirai, moi, que les insectes s'acclimatent, et que leurs espèces, apportées par l'air et les eaux, n'ont d'effet visible qu'à dater du moment où leur multiplicité devient telle qu'ils finissent par nous nuire; que par l'effet des révolutions atmosphériques, leur nombre diminuant, les maladies qu'ils occasionent sont plus rares et moins dangereuses : ce qui nous fait dire qu'elles s'acclimatent.

La température peut les favoriser pendant plusieurs années, et plus tard leur devenir si contraire, que leur destruction soit totale. Alors il faut un concours de circonstances semblables à celles qui les avaient amenés à l'état où ils étaient, pour les voir reproduire les effets passés.

Ceci est facile à concevoir, et je vais en chercher la preuve dans les faits qui ont lieu sous nos yeux.

Nous remarquons de temps à autre des chenilles dont nous ignorons les espèces, apparaître en si grand nombre, qu'elles dévastent nos champs en peu de jours, et même plusieurs années de suite, à des époques fixes. C'est au moment où nous nous occupons de leur destruction, qu'elles disparaissent entièrement, ou que leur nombre diminue au point de rester inaperçues pendant plusieurs années. Ce que je viens de dire des chenilles est applicable à tous les insectes, et n'est ignoré de personne. Si nous admettons, comme nous ne pouvons le révoquer en doute, qu'il y en ait d'imperceptibles, il faut nécessairement leur attribuer les phénomènes extraordinaires que nous remarquons, sans en connaître la cause, et qui sont l'objet de mes recherches.

Des physiciens ont analysé l'air méphytique des hôpitaux, espérant y découvrir des parties animales faciles à saisir; mais ils l'ont trouvé semblable à celui que nous respirons ailleurs.

Si l'odeur qu'ils ressentaient était leur guide, l'expérience faite dans ce lieu devait bien moins leur promettre de résultats, que s'ils l'eussent pratiquée dans un appartement où on aurait répandu une goutte d'essence de rose, par exemple : étant plus forte, il était présumable que l'air dêvait contenir plus de parties étrangères.

Ce que j'ai dit plus haut de la subdivision des corps, suffit pour prouver le peu de résultat que l'on doit attendre de semblables expériences. D'ailleurs, il est généralement reconnu qu'il n'y a que les corps qui se décomposent ou qui entrent en putréfaction, qui produisent de l'odeur : ce n'est donc pas dans l'air que notre odorat nous indique que nous devons rechercher les agens provocateurs des maladies épidémiques ; car il en existe dont il est, pour ainsi dire, impossible de découvrir les causes occultes, et que les combinaisons les plus sages et les plus habiles ne parviendront peut-être jamais à faire connaître, malgré l'efficacité des remèdes employés. Certaines n'ont une influence bien marquée que sur les étrangers nouvellement arrivés. Cette distinction, selon moi, doit être attribuée à l'action subite que le principe de la maladie opère sur l'individu non acclimaté, action qui ne peut produire le même résultat sur les organes de ceux qui ont été habitués peu à peu à ses atteintes.

On sait que des hommes, des animaux mêmes, accoutumés à prendre du poison à petite dose, finissent par ne pas en souffrir. Les orientaux font usage de l'opium comme nos buveurs de liqueurs alcooliques, sans en être incommodés. Mithridate, roi de Pont, afin de se précautionner contre les tentatives d'empoisonnement des tuteurs ambitieux auxquels il avait été confié, prenait journellement des venins les plus subtils, et était parvenu, par ce moyen, à se soustraire à leur action.

Les voyageurs qui ont été à Ville-Dieu (Manche), ont été à même de remarquer la couleur cuivrée des habitans employés à la chaudronnerie. Leurs cheveux, identifiés avec le vert-de-gris, en conservent la couleur, qui ne s'altère jamais; leur santé ne paraît pas en souffrir. et leur vie est aussi longue que partout ailleurs.

L'opinion générale est que le choléra-morbus a pris naissance sur les bords du Gange, et qu'on doit son origine aux émanations produites par la putréfaction des corps morts que l'usage religieux de ces contrées fait exposer dans ce fleuve. Pendant long-temps, soit que le nombre des cadavres qu'on y jetait ne fût pas assez considérable, ou que d'autres circonstances n'aient pas facilité son développement, il régnait à certaines époques de l'année, et semblait s'y fixer.

Plus tard, soit que la mortalité fût plus grande, ou que des causes toutes particulières aient concouru à son développement, il acquit une telle intensité, qu'en peu de temps il moissonna une grande partie de la population indienne, et se répandit tout-à-coup dans d'autres contrées, où il apporta le deuil et la consternation. On le vit franchir les mers, épargner une province, dévaster l'autre, et apparaître dans des pays lointains, sans laisser sur son passage la moindre trace de sa course aérienne, être arrêté par aucun obstacle.

Cette marche capricieuse suivie par le choléra-morbus, qui, comme je viens de le dire, franchit des espaces immenses sans laisser sur son passage des marques de sa maligne influence, me convainc de plus en plus que ces effets ne peuvent être attribués qu'à l'existence des insectes; car, en examinant ce qui a lieu dans les localités envahies par ce fléau, peut-on s'en expliquer les phénomènes, sans admettre cette opinion? Comment se pourrait-il qu'il en fût autrement? En supposant même qu'il fût produit par l'empoisonnement de l'air, se pourrait-il que cet air parcourût une rue sans s'introduire indistinctement dans les espaces vides qui se trouvent de côté et d'autre, en suivît successivement un seul, et sur-tout que ce même côté ne fût pas envahi au même instant? Comment expliquer aussi cette recrudescence de la maladie dans une ville où elle a déjà exercé toutes ses horreurs, si nous n'admettons que le temps qui s'est écoulé entre sa première invasion et sa réapparition, a été employé à la copulation des insectes qui, plus tard, se métamorphosant en chrysalides, en changeant de forme, étaient obligés de changer de nourriture et d'habitudes?

La manifestation du choléra a été précédée, sur divers points, par des épizooties plus ou moins meurtrières, dont les ravages s'exerçaient sur différentes espèces d'animaux. Dans certaines localités, on a vu périr des porcs, des lapins et sur-tout des moutons; les poules et autres volatiles des basses-cours y étaient plus particulièrement exposés. Des masses d'insectes, et notamment les mouches, s'abattaient de dessus les arbres sur lesquels ils s'étaient réfugiés, et recouvraient la superficie du sol. L'hirondelle fuyait ces lieux, où la disette, occasionée par la destruction des insectes dont elle se nourrit, lui présageait un sort semblable.

On ne s'est cependant pas aperçu que les animaux à sang froid, tels que les couleuvres, les crapauds, les lézards, la salamandre et les limaçons, aientété atteints par l'épidémie. Sans doute que la matière glutineuse qui les recouvre, et la faculté qu'ils ont de rester long-temps dans l'état de léthargie qui ralentit extrêmement leur respiration, les en préservait.

Un effet bien extraordinaire de l'invasion du choléra est rapporté dans le journal la *Quotidienne*, du 27 juillet 1835, ainsi qu'il suit :

«Un évènement unique peut-être dans les fastes du choléra, cependant bien riche en bizarreries, a eu lieu à Aix, le 16 de ce mois, dans la caserne de la porte d'Italie, occupée par le 12e de ligne.

»Vers les sept heures et demie du matin, le colonel, le lieutenant-colonel et le chirurgien-major du régiment faisaient la visite de ce quartier; ils étaient dans le rez-de-chaussée, lorsqu'on vint les prévenir qu'un voltigeur venait d'être atteint violemment du choléra dans une chambre au deuxième étage : ils y montent aussitôt; mais à peine sont-ils entrés, que plusieurs autres militaires sont atteints et tombent frappés d'asphyxie. En moins de dix minutes, vingt et un hommes, bien portans quelques instans auparavant, étaient privés de connaissance. Dans ce moment une voix s'écrie : Fermez les croisées! les croisées qui étaient ouvertes sont fermées, et depuis ce moment aucune nouvelle victime n'est frappée.

« Ces vingt et un soldats ont été immédiatement transportés à l'hôpital ; neuf sont morts dans la journée, et cinq ont succombé le lendemain.

» Le lieutenant-colonel s'est alité au sortir du quartier; il est mort le 18 au matin.

» Le colonel et le chirurgien-major ont été indisposés; ils le sont encore; mais leur état n'est pas alarmant.

» Le lieutenant-général comte Danremont, qui s'était rendu à Aix le 17 avec

MM. le général Garavaque et l'intendant militaire, a ordonné de faire un rapport détaillé de cet événement, qui mérite de fixer l'attention des médecins et des physiciens. »

Ce fait, joint à quelques autres, vient aussi corroborer mes assertions relatives au choléra.

Mais, me dira-t-on, puisque vous attribuez aux insectes les maladies épidémiques, pourquoi certaines règnent-elles à des époques fixes de l'année, et d'autres indistinctement, quelles que soient la saison et la température?

Il me suffira de rappeler que certains insectes passent une partie de l'année dans l'état de chrysalide, et n'apparaissent qu'à une autre sous la forme qui les met à même d'exercer leur influence; d'autres se reproduisent sans avoir égard à la saison, et peuvent, ainsi que les premiers, se trouver en assez grand nombre pour occasioner les accidens que nous remarquons.

On me demandera aussi pourquoi ces maladies disparaissent pendant plusieurs années, et reparaissent ensuite au bout d'un certain temps et à la même époque?. Je répondrai, et je crois l'avoir démontré, que la pluie, la chaleur, l'électricité et autres causes détruisant les insectes, leur destruction peut être telle, qu'il faille un laps de temps plus ou moins considérable pour déterminer de nouveau les effets que je leur attribue.

Maintenant, si ce sont des insectes, comme vous le supposez, comment se peut-il qu'ils donnent la mort sans laisser des traces de leur présence sur le corps de l'individu, dans certaines maladies, et que dans d'autres, au contraire, il y ait des lésions très-fortes et décomposition subite des organes attaqués?

De même que certaines plantes produisent l'empoisonnement sans laisser de traces, les insectes y puisant, comme nous l'avons dit, des germes de destruction, doivent nécessairement occasioner les mêmes accidens. La présence des insectes parasites explique les lésions qu'on remarque; mais pour ce qui est de la décomposition subite, on ne peut l'attribuer, selon moi, qu'à l'acrimonie des sucs que les insectes déposent dans nos organes.

J'étais à Nîmes au mois d'avril 1835, époque à laquelle le choléra sévissait avec le plus de force à Marseille; il me vint dans l'idée d'adresser à M. le préfet des Bouches-du-Rhône la lettre que voici ; elle fut insérée dans plusieurs journaux, comme pouvant attirer l'attention des médecins :

Monsieur, etc.,

« Pénétré de la plus vive affliction, au » récit des maux qui pèsent sur votre mal- » heureuse ville, je viens, en homme qui » aime son pays et qui gémit sur ceux qui » l'accablent, vous faire part de mes ré- » flexions : j'y joins le récit d'un fait dont » j'ai été le témoin, quoique bien jeune.

» La révolution de Saint-Domingue nous » ayant forcés de quitter cette terre na- » tale, nous nous embarquâmes sur la fré- » gate la *Belle Uranie*. A peine avions- » nous perdu de vue les rivages, que la » peste se déclara à bord. Ses effets furent » si terribles, qu'en peu de jours elle nous » enleva quarante-trois passagers. Un de » mes frères en ayant été atteint, les mé- » decins décidèrent qu'il fallait le jeter à la » mer. Mon père, loin de céder à leur

» avis, voulut hasarder le tout pour le tout, » et à l'instant même il lui administra » quelques cuillerées d'huile de ricin. Ce » remède, qui est en usage aux colonies, » et qu'il avait déjà employé pour ses » nègres, produisit un effet merveilleux. » En peu de jours le malade fut guéri.

» La prévoyante nature a placé le re- » mède à côté du mal. La plante qui pro- » duit l'huile de ricin (le palma christi) » est originaire des pays chauds ; le cho- » léra l'est aussi.

» Si, comme je le suppose, il est dû, » ainsi que les autres maladies pestilen- » tielles, à l'introduction d'insectes véné- » neux dans les organes de la digestion, » cette huile étant un remède souverain » contre la maladie des vers, devra néces- » sairement les détruire; si c'est un em- » barras des voies digestives, ayant la pro-

» priété d'évacuer promptement sans fati-
» guer le malade, elle ne peut nuire.

» Me trouvant à Paris au mois d'août
» de la même année, j'eus la satisfaction
» de lire dans un journal le fait suivant,
» qui semblait confirmer mes prévisions :

» Un journal de Marseille du mois de
» juillet 1835, rapporte que huit ouvriers
» raffineurs, attachés à la même fabrique,
» ayant été attaqués de la même maladie,
» ont tous été guéris en prenant, dès les
» premiers symptômes, un grand verre
» d'huile mélangée de vin; nous pouvons
» ajouter que ces huit ouvriers ne sont pas
» les seuls cholériques en ville qui aient
» dû la vie à l'emploi de l'huile. »

Sans chercher à généraliser mon système au point de l'appliquer à toutes les maladies, j'aurais pu, ce me semble, faire rentrer la petite vérole dans la catégorie de celles dont j'ai eu occasion de parler; car l'effet surprenant que produit l'inoculation du vaccin n'est autre que de détruire le germe attracteur des insectes. Ce qui confirme ma manière de voir à cet égard, c'est que les personnes qui l'ont eue une fois ne l'ont pas une seconde.

Mon intention n'est point d'empiéter sur le domaine de la science médicale; j'honore les hommes qui la professent philantropiquement et sans charlatanisme; mais comme la santé est le premier de nos besoins, j'ai toujours cru que nous devions avant tout étudier nos tempéramens, et, comme le disait l'empereur Tibère, à trente ans être nos médecins. En effet, qui mieux que nous a pu observer à chaque instant et pendant un si long espace, les causes des dérangemens que nous avons éprouvés, et apprécier les bons ou mauvais effets produits sur notre économie animale, par les alimens, l'intempérie des saisons, ou diverses autres causes?

Je demanderai si les hommes qui l'ont exercée avec tant de succès à son berceau, avaient puisé dans des livres les connaissances qu'ils possédaient? Non, ils étaient nés avec le génie de leur art. S'ils servent encore de point de mire à nos modernes, il faut croire que celui qui se livre à l'étude de cette noble et pénible profession doit avoir un tact tout particulier, qui, joint au raisonnement et à l'expérience, le met à même de reconnaître, à l'approche du malade, le caractère de l'affection qu'il éprouve; par là, il se trouve à portée d'appliquer les remèdes que prescrivent les auteurs. Donc, avant tout, le médecin doit être physionomiste et physiologiste.

L'opinion est une religion qui ne doit

céder qu'à la conviction. Comme la mienne est bien arrêtée et que je crois devoir attribuer les épidémies aux insectes, du moins jusqu'à preuve du contraire, si je me trouvais dans une localité qui fût envahie par une de ces maladies, je ferais usage d'huile de ricin, dans laquelle j'exprimerais quelques gouttes de jus de citron, ou de vinaigre, à défaut du premier ; j'en prendrais une cuillerée à café soir et matin; j'aurais même la précaution de me frictionner le corps de la tête aux pieds avec cette préparation. On sait, du reste, que d'habiles médecins, et notamment en Espagne, avaient reconnu les bons effets de l'huile dans le traitement du choléra.

Je suis loin de prétendre avoir arraché le voile qui jusqu'ici a tenu cachées à nos regards les causes qui produisent les maladies épidémiques. Comme je l'ai déjà dit, je ne fais qu'émettre mon opinion; si je n'ai répandu de grandes lumières, je puis en allumer beaucoup. C'est donc aux hommes qui se livrent à l'étude toute particulière de l'art de guérir que je laisse le soin d'approfondir la matière que je n'ai fait qu'effleurer ; si jusqu'à ce moment ils n'ont pu découvrir l'origine de ces maladies, il n'est pas surprenant que je me borne à former des conjectures, étant étranger à cette science.

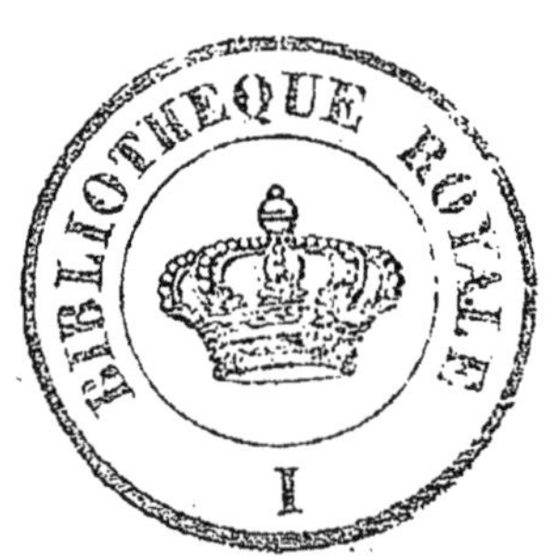

Charançons pris sur le fait, et dessinés d'après nature, par l'auteur du mémoire.

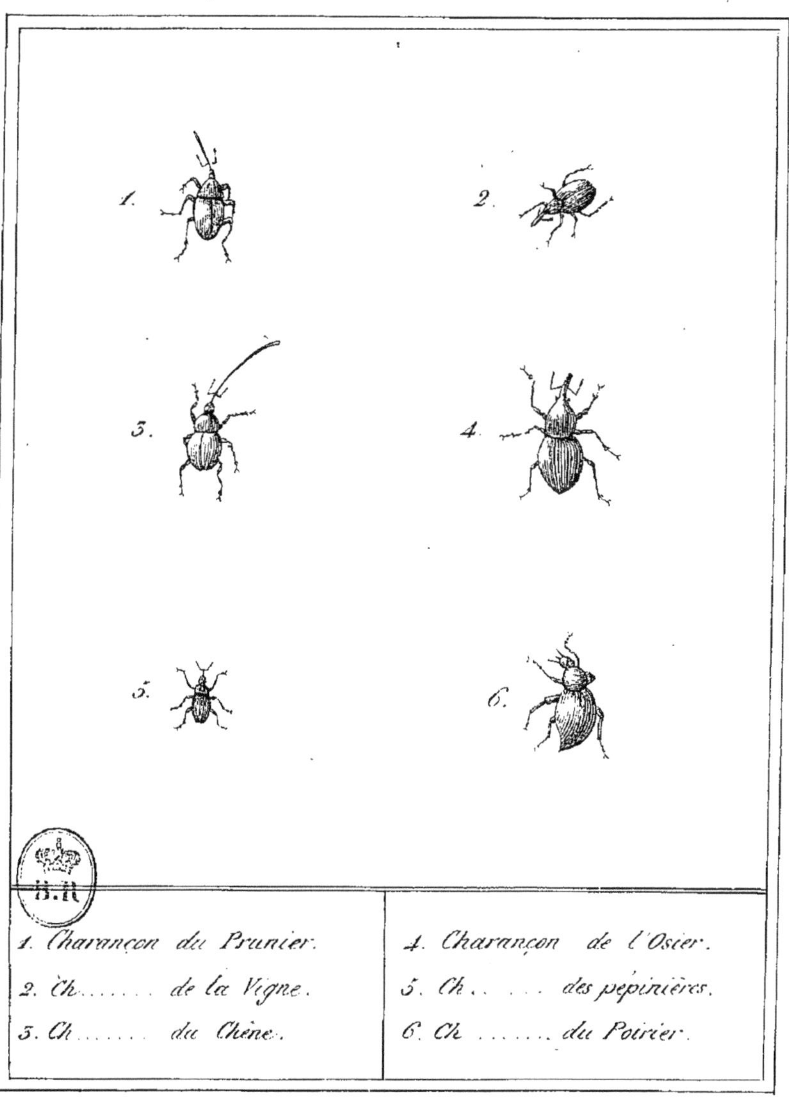